LES
EAUX DE GRÉOULX

(Basses-Alpes)

DANS LE TRAITEMENT

DE LA

PHTHISIE PULMONAIRE

PAR LE

D˟ LESCALMEL

(de Marseille)

MÉDECIN CONSULTANT AUX EAUX DE GRÉOULX

Mémoire présenté à la Société de Médecine de Marseille

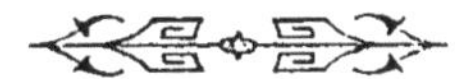

PARIS
ADRIEN DELAHAYE, LIBRAIRE-ÉDITEUR

Place de l'École-de-Médecine, 1

1876

EAUX DE GRÉOULX

TRAITEMENT DE LA PHTHISIE PULMONAIRE

Fréquentant depuis de longues années les eaux de Gréoulx, j'ai toujours été frappé de voir des thermes si remarquables comme agents thérapeutiques, être si peu connus, si peu étudiés et à peine indiqués dans les ouvrages spéciaux ;

C'est que la littérature de Gréoulx est très-peu faite pour éclairer les médecins sur les véritables applications de ces eaux ; aussi le professeur Fonssagrives se contente-t-il de dire qu'elles paraissent très-importantes, dignes de recherches ; mais sont encore peu connues, et M. Durand Fardel exprime la même opinion en ces termes : « les applications des eaux de Gréoulx sont mal définies et il y a là matière à de nouvelles et intéressantes recherches. »

La station de Gréoulx quoique existant depuis des siècles, n'a pas fait comme beaucoup de ses sœurs cadettes, on peut même dire qu'elle a marché en sens opposé ; et tandis que depuis trente ans plusieurs thermes des Alpes et des Pyrénées ont acquis un immense développement, Gréoulx, au contraire, est resté stationnaire et a perdu même de son importance en raison directe de celle qu'ont acquise ses rivales.

Je ne puis ici rechercher et expliquer à quelles causes il faut rattacher ce temps d'arrêt, je désire seulement démontrer la valeur thérapeutique de ces eaux dans le traitement des affections chroniques de la poitrine, notamment de la phthisie pulmonaire.

Gréoulx est un joli village fièrement assis sur un gracieux coteau se baignant à peine dans le Verdon, et situé au sud du département des Basses-Alpes ; il touche le Var, se trouve à 50 kilomètres d'Aix et à 20 de la gare de Mirabeau.

Il est exposé au midi, entouré et protégé de tous côtés par des collines assez élevées pour l'abriter du vent du nord et ne pas empêcher le libre accès des rayons solaires.

Sa température moyenne est de 15° centigrades ; pendant le mois le plus chaud elle est de 23° 70 et pendant le plus froid de 6° 90.

Gréoulx n'est pas comme la Provence en général, sujet à des variations brusques de température, il doit ce privilége à sa topographie spéciale ; pendant l'été la thermométrie est d'une régularité parfaite, quoiqu'elle s'élève quelquefois à 30° la chaleur n'est nullement comparable à celle d'Aix ou de Marseille ; l'altitude, le voisinage du Verdon, les vents d'ouest réguliers, l'abondance des eaux rendent cette saison très-agréable, tandis que dans tout le midi elle est insupportable, la pureté de son ciel, sa situation assez élevée (350 mètres au-dessus du niveau de la mer), l'abondance de la lumière qui imprègne son atmosphère, la prédominance des vents secs, sont autant de raisons qui portent à considérer ce climat comme doué de propriétés stimulantes et convenant admirablement à la phthisie reposant sur un fond de lymphatisme.

Lorsqu'il y a éréthisme nerveux ou vasculaire, il vaut encore mieux aller passer l'été à Gréoulx que sur le bord de la mer ou dans les stations thermales situées dans les Pyrénées et l'Auvergne, dont l'altitude est considérable.

Dans les montagnes ou sur le littoral, les vicissitudes thermalogiques sont incessantes et toutes les saisons se succèdent dans la même journée ; de là, comme le dit M. Fonssagrives, ces bronchites intercurrentes qui abrègent la carrière des tuberculeux.

La station de Gréoulx possède un établissement thermal très-bien installé, à 600 mètres au levant du village, au fond d'un riant vallon, offrant aux malades toutes les distractions hygiéniques.

Deux sources existent à Gréoulx, la source Gravier ou ancienne, connue depuis les temps les plus reculés, et la source Guibert ou nouvelle, mise à jour il y a environ 40 ans.

La première est la seule exploitée en ce moment ; elle paraît provenir des terrains de sédiment moyen, sort par une fente du calcaire néo-comien, à quelques mètres au-dessous du sol ;

Les eaux bouillonnent dans un puits de construction ancienne ; quelle que soit la sécheresse qu'éprouve le pays, jamais la quantité d'eau n'est ni diminuée, ni altérée ; les auteurs du Dictionnaire général, disent qu'après les grandes pluies, la température de l'eau baisse et son débit augmente, ce qui prouve qu'il s'y mêle des filets d'eau ordinaire ; cet accident se produisait en effet avant que des travaux imporlants de captage n'eussent été exécutés : mais aujourd'hui aucune infiltration n'est possible et la température comme le volume sont toujours constants.

D'après les expériences les plus sérieuses la thermométrie de la source Gravier est de 36° 50 centigrades et son débit de 1,728,000 litres par 24 heures, soit 1,200 litres à la minute.

La source Guibert donne 316,800 litres, soit pour les deux sources de Gréoulx, 2,144,800 litres.

Après les eaux d'Aix en Savoie, aucune source en France ne présente une richésse thermale qui puisse être comparée à celle de Gréoulx.

Les eaux de la source Gravier ont une odeur très-prononcée d'œufs pourris ; exposées à l'air, elles la perdent promptement, car elle est due à l'hydrogène sulfuré qui se dégage rapidement ; elles sont claires, limpides, incolores, douces et onctueuses au toucher, présentant un aspect légèrement blanchâtre quand elles sont réunies en grandes masses comme dans les piscines ; la présence du chlorure de sodium s'y reconnaît parfaitement par la saveur salée, mêlée d'astriction.

L'analyse de la source Gravier donne :

Carbonates de soude et de magnésie.........	0 gr.	214
Sulfates de soude et de chaux...............	0 »	306
Sulfure de calcium	0 »	050
Chlorure de sodium	1 »	541
— de magnésium	0 »	195
Iodure et bromure de sodium...............	0 »	064
Acide silicique et alumine.................	0 »	059
Matière organique...........................	0 »	209
Acide sulfhydrique.........................	0 »	001
Azote et acide carbonique...................	Quant. indét.	
Total des principes minéralisateurs..	2 gr.	639

En étudiant cette analyse, on voit que les principes qui y prédominent sont : un agent sulfureux, l'iode, le chlorure de sodium et les matières organiques ;

Leur abondance et leur valeur thérapeutique nous obligent à nous y arrêter un instant.

La quantité d'iode contenue dans les eaux minérales n'est nulle part plus importante qu'à Gréoulx, sauf à Saxon ; en effet, à Aix-la-Chapelle, Uriage, Allevard, Viterbe, Schingnach, Kissingen, Heilbrun, Aix en Savoie, Challes, nous trouvons partout des quantités bien inférieures ; Bourbonne seul donne le même chiffre que Gréoulx, 0,064. Mais cette source est essentiellement chlorurée, sans éléments sulfureux ; de sorte que Gréoulx est bien la seule qui, avec un principe sulfureux joint à une assez forte quantité de chlorure de sodium, contienne l'iode dans une proportion aussi élevée.

Les matières organiques s'y présentent sous deux états différents : en dissolution et à l'état de dépôt ; dans ce dernier elles sont amorphes ou organisées.

En dissolution c'est la barégine ; amorphe elle constitue la glairine, qu'Anglada a confondue avec la première en les considérant comme identiques ; mais M. Wurtz a démontré qu'elle est plus soluble que la barégine, qui a besoin du contact de l'air pour sa formation, circonstance qui implique une différence de constitution ; toutes les deux renferment de l'azote, M. Bouis en a obtenu jusqu'à 80 0/0 ; M. O. Henry y a signalé la présence de l'iode.

Nous croyons que la glairine est le résultat de la décomposition des conferves développées dans les sources auxquelles on a donné le nom de *sulfuraires*, véritables plantes appartenant à la classe des algues, et que M. Charles Robin rattache au genre hygrococis et M. Montagne au leptonitus.

Au milieu de ces végétaux on rencontre une foule d'êtres microscopiques dont l'animalité est réelle, ils appartiennent aux vers nématoïdes et aux infusoires. Bory de Saint-Vincent les a sérieusement étudiés. Toutes ces espèces végétales et animales sont-elles véritablement distinctes? Ne sont-ce pas les mêmes individus pris à des âges différents? Les transformations des entozoaires, les générations alternantes des polypes et des méduses sont de nature à faire naître des doutes dans notre esprit ; leurs germes ont-ils été apportés dans les bassins par l'air atmosphérique, ou ont-ils été puisés dans les entrailles de la terre malgré la forte température à laquelle ils ont été exposés, ou bien est-ce la glairine qui leur a donné naissance ? Difficile problème qui n'est pas encore résolu ;

L'abondance et la valeur des agents minéralisateurs nous porte à reconnaître que l'eau de Gréoulx n'appartient à aucune des catégories indiquées par les hydrologues.

Sa température et la quantité des matières organiques l'éloignent considérablement des sulfurées calciques ou accidentelles.

Le chiffre peu élevé du chlorure de sodium ne permet pas de la considérer comme chlorurée simple ;

Pour la désigner sous le nom de sulfureuse-iodurée, ce que l'on fait en ce moment, il ne faut pas tenir compte de la présence du chlorure de sodium, ce qui est inadmissible, car à la dose de 1 gr. 55, il suffirait à lui seul pour donner à une source une véritable valeur ;

Nous pensons donc que l'eau de Gréoulx doit former un anneau intermédiaire entre les chlorurées-sulfureuses et les sulfureuses-iodurées ; elle est seule de son espèce, et doit être désignée sous le nom de *chlorurée-sulfureuse-iodurée*.

Les applications thérapeutiques du soufre, de l'iode et du chlorure de sodium sont trop connues dans la phthisie pulmonaire pour nous y arrêter.

Disons seulement, quant à celles des matières organiques,

que la quantité d'iode qu'elles renferment explique parfaitement leur importance ; c'est elles qui donnent à l'eau son onctuosité et elles contribuent certainement à augmenter leur action stimulante ; comme topiques, elles réussissent admirablement dans les manifestations cutanées de la diathèse herpétique, eczéma, impetigo, et on ne peut que conseiller qu'il en soit fait une application plus générale.

Maintenant que nous connaissons les eaux de Gréoulx, examinons les résultats que l'on peut en obtenir dans le traitement de la Phthisie pulmonaire :

Cette affection n'est que le symptôme d'une vitalité épuisée, un défaut de la vitalité générale amenant l'épuisement des forces organiques ; pour la combattre avec succès il faut donc d'abord éloigner toutes les causes qui sont contraires au développement des fonctions vitales ;

L'hérédité en est une des sources principales, et surtout celle qui a lieu par métamorphose de la maladie dont les ascendants étaient frappés, telles sont : l'arthritisme, l'herpétisme, la scrofule et la syphilis.

Ces diathèses en passant d'un degré à l'autre dégénèrent peu à peu, perdent leurs principaux caractères, appauvrissent la constitution, ruinent la vitalité et conduisent à la phthisie par une regression ultime ; Pidoux les considère comme des maladies initiales par rapport à la tuberculose, dernier degré de la vitalité ;

Cette théorie de la transformation que nous avons soutenue avec l'énergie de la conviction la plus sincère, permet d'être éclairé sur le type de l'affection, et de diriger le traitement pour contre-balancer l'influence de la diathèse primordiale.

En nous reportant vers les agents minéralisateurs des eaux de Gréoulx, nous y trouvons le soufre, l'iode et le chlorure de sodium, véritable trinité thérapeutique constituée par les agents héroïques des diathéses herpétique, scrofuleuse et syphilitique. C'est donc aux phthisies qui en sont la conséquence que les eaux de Gréoulx doivent être prescrites, et surtout lorsque la médication iodurée est parfaitement indiquée, car il existe peu de sources où ce médicament existe en quantité suffisante pour que ses effets puissent être sérieusement étudiés.

La faible quantité de chlorure de sodium qui y est en outre renfermée leur donne une action moins énergique, moins vivement stimulante que les chlorurées sodiques iodurées proprement dites ; les eaux de Gréoulx ont donc le précieux avantage de ne pas provoquer une réaction trop marquée, accident dont il faut tenir grand compte chez les phthisiques.

Par leur emploi, l'état général est sensiblement modifié et les manifestations diathésiques sont paralysées par la stimulation et l'excitation modérée qu'elles produisent, le tubercule ne disparait pas, mais la nutrition est activée, les forces relevées ou maintenues, la toux moins fréquente, l'expectoration moins abondante, la dyspnée moins intense, le sommeil parfait, la susceptibilité de la muqueuse bronchique est atténuée, l'état congestif qui environne le tubercule éprouve une action résolutive qui rend à l'hématose les surfaces perdues ; en un mot le travail morbide subit un temps d'arrêt plus ou moins prolongé et l'état général est sensiblement amélioré.

Les eaux de Gréoulx peuvent être administrées à toutes les périodes de la maladie ; mais ce qu'il faut observer avant de prescrire ce traitement thermal, c'est que la faiblesse ne soit pas trop prononcée et qu'on puisse espérer rétablir suffisamment les forces pour résister à l'envahissement progressif des tubercules, car dans le pronostic il faut tenir moins compte des lésions anatomiques, quelqu'étendues qu'elles soient, que du défaut de résistance et d'énergie vitale.

Le moment suprême pour le traitement de la phthisie à Gréoulx est au début de l'affection, ou encore lorsqu'il y a ramollissement graduel et successif sans inflammation intense ;

La seule contre-indication à signaler est l'hémoptisie répétée ou une affection organique du cœur, le motif en est tout naturel.

Au début du traitement les malades ne doivent prendre les eaux qu'en boisson : un demi-verre matin et soir coupé avec du lait, ou un sirop béchique et en bains de pieds tous les soirs ; ils resteront un quart d'heure, puis une demi-heure dans l'atmosphère thermale ; peu à peu on augmentera les doses et la durée du bain d'air lorsqu'on aura pu apprécier leur susceptibilité et juger leur impressionabilité.

Le traitement ne sera activé que lorsqu'on sera certain de ne pas amener une excitation trop dangereuse. Alors les douches sur les membres inférieurs, les bains dans les piscines qui donnent la facilité de se livrer à la natation, exercice si favorable à certains malades, pourront et devront être prescrits ; mais une seule règle peut être posée d'une manière absolue, c'est de bien connaître son sujet pour activer la médication ; en agissant ainsi, une amélioration constante suivra le traitement et les symptômes disparaîtront peu à peu comme je l'ai déjà mentionné.

Après la saison thermale il est bon de suspendre toute médication pendant quelques semaines, afin de laisser s'établir l'effet consécutif.

Les propriétés stimulantes du climat de Gréoulx contribuent d'ailleurs à assurer le succès du traitement minéral.

Entre toutes les sources sulfureuses où la mode porte

aujourd'hui les phthisiques, Bonnes et Allevard occupent le premier rang.

Cette influence est tellement puissante, que l'on ne tient compte ni du faible débit des Eaux-Bonnes, ni de leur altitude considérable, 800 mètres au-dessus du niveau de la mer, l'air qu'on y respire, dit M. Niepce, est donc plus lourd, il pèse moins, et la diminution de la pression atmosphérique accélérant davantage la respiration, les battements du cœur deviennent plus fréquents, plus rapides, et comme les malades qu'on y envoie ne respirent qu'imparfaitement et auraient besoin d'un air moins vif qui calmât cette fonction au lieu de l'activer, il en résulte évidemment qu'à Bonnes les congestions pulmonaires doivent être fréquentes.

On peut encore se demander quel est l'agent minéralisateur qui agit réellement dans le traitement par les Eaux-Bonnes, où les sulfureux sont représentés par 0,02 et le chlorure de sodium par 0,26, d'après l'analyse de la source de la Buvette ; l'iode y est à l'état de traces et les matières organiques y figurent pour 0,04.

Leur minéralisation n'est donc nullement comparable à celle de Gréoulx où la trinité thérapeutique, base du traitement de la phthisie liée à la scrofule, au lymphatisme ou à l'herpétisme, s'y présente en quantité si remarquable.

En dirigeant les malades sur les Eaux-Bonnes, il faut encore tenir grand compte du moment où on leur conseille d'effectuer cette cure ; c'est ordinairement en juillet ou août, et cependant dans la célèbre station des Pyrénées c'est l'époque des variations extrêmes de température ; les orages, les pluies y sont d'une fréquence extrême ; c'est, en un mot, l'époque où la climatologie pyrénéenne est le plus bouleversée.

Si nous comparons ces inconvénients avec les avantages du climat de Gréoulx et la valeur thérapeutique des sources de notre station, on voit immédiatement combien la balance penche en faveur des thermes des Basses-Alpes.

Il en est de même en étudiant les eaux d'Allevard, dont la composition est parfaitement semblable à celle des Eaux-Bonnes et la thermalité très-rapprochée.

Le gaz sulfhydrique se trouve seulement à Allevard en quantité plus considérable qu'à Bonnes, et c'est sur l'inhalation de ce gaz qu'est basée la réputation de ce traitement.

Personne n'ignore les effets sédatifs de cet agent : sous l'influence de son emploi la toux se calme, les mouvements du cœur se modèrent, la respiration devient plus facile.

On comprend donc quels effets un médecin expérimenté peut obtenir en soumettant les phthisiques à l'action des eaux d'Allevard. Mais nous pensons que si leur emploi est justifié pour lutter contre plusieurs des symptômes de la maladie, il en est autrement pour combattre l'affection elle-même en dehors de celle qui repose sur l'herpétisme.

Que peuvent-elles en effet sur le lymphatisme, la scrofule, comparées au résultat que donnent les eaux de Gréoulx, si riches en iode ?

Nous le répétons et nous espérons l'avoir démontré, Gréoulx est le seul therme qui puisse combattre avec succès la phthisie liée à l'une des grandes diathèses : lymphatisme, herpétisme et syphilis.

Je ne citerai pas à l'appui de ces conclusions des observations plus ou moins probantes, car en médecine thermale elles ne me paraissent pas avoir une grande importance ; il est bien rare que les malades soient suivis par les médecins des eaux au-delà de leur séjour dans la station, et cependant on en a tant publié que l'on pourrait conclure que les eaux minérales guérissent toutes les maladies.

Je crois donc que pour démontrer mes prémisses, les considérations de climat, de thermalité et d'analyse chimique suffisent amplement, et que la spécialisation des eaux de

Gréoulx pour le traitement de la phthisie dans les cas que j'ai indiqués, se présente naturellement à l'esprit.

Nous appelons donc sur ces sources les regards de nos confrères, c'est à eux que nous demandons la preuve de leur valeur thérapeutique dans la phthisie ; quant à nous, confiant dans leur mérite, nous croyons fermement au succès que les médecins en obtiendront.

Marseille, février 1876.

Dr LESCALMEL.

Marseille. — Typographie et Lithographie J.-B. Bertin, rue Corneille, 14.

9 782019 287009